U0188470

晶石笔记

主编 贾 杨 石 云

上海科学技术出版社

图书在版编目（CIP）数据

晶石笔记 / 贾杨，石云主编. -- 上海 : 上海科学
技术出版社，2021.10
ISBN 978-7-5478-5489-1

Ⅰ. ①晶… Ⅱ. ①贾… ②石… Ⅲ. ①矿物药—中药
学—普及读物 Ⅳ. ①R282.76-49

中国版本图书馆CIP数据核字(2021)第190512号

晶石笔记

主编　贾　杨　石　云

上海世纪出版（集团）有限公司
上海科学技术出版社 出版、发行
（上海钦州南路71号　邮政编码200235　www. sstp. cn）

上海雅昌艺术印刷有限公司印刷
开本 787×1092　1/36　印张 6
字数 40千字
2021年10月第1版　2021年10月第1次印刷
ISBN 978-7-5478-5489-1 / R·2386
定价：68.00元

内 容 提 要

　　《晶石笔记》是一本普及中医药文化、具有手账本功能的科普读物。本书对20种矿物类中药进行了图文并茂的讲解，介绍了矿物中药的名称、定义、古代主要典籍记载和药性特点，使读者可以了解矿物的主要中药药用价值，每篇结合一则诗文提升读者对该矿物中药的认识。本书配图采用中国风手法绘制，体现矿物在入药前的美感和特殊神韵，配文记载该矿物中药为人熟知的名称。

　　本书是《草木笔记》姊妹篇，读者可以在记录手账的同时，领略中医药文化。

编　委　会

前　　言

　　本书精选20种晶体形态美观的矿物中药，并按药名笔画排序，这些矿物中药或有着特殊的外观，或有着特殊的文化内涵，值得人们去认识、去欣赏。

　　矿物中药作为饮片呈现给世人时多是经过煅烧、淬炼之后的炮制品，失去了矿物中药原来的美感。本书插图用中国风画出矿物中药还未炮制前的形态，有些是晶体，有些是集合体状态，也有些是矿物自身的特殊外观，基本还原了矿物中药之美。

　　本书参考《中华人民共和国药典（2020版）》《上海市中药炮制规范（2018版）》《中药大辞典》《神农本草经》《本草纲目》等本草学专著或标准，将矿物中药的药性特点呈现给读者。部分矿物中药的介绍内容附有中药诗文篇章，有助于提升读者对矿物中药的审美认知。

　　本书是上海市中医文献馆推出的科普读本《草木笔记》的姊妹篇。

目　　录

澄彻戎盐出水涯，
分明青玉净无瑕。
犹嫌不及交河产，
一色轻红似杏花。

——清·纪昀《乌鲁木齐杂诗之物产》

大青盐

性味：咸，寒。

归经：归心、肾、膀胱经。

功效：清热，凉血，明目。

主治：吐血，尿血，牙龈肿痛出血，目赤肿痛，风眼烂弦。

本品为卤化物类石盐族湖盐结晶体，主含氯化钠（NaCl）。

《神农本草经》：戎盐，主明目，目痛，益气，坚肌骨，去毒蛊。

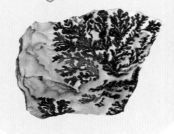

本草尝言大食多，
胡人尤贵曰摩娑。
称呼莫怪无名异，
奇药相传出鸟窝。
——当代·程勇《无名异》

无名异

性味：咸、甘、平；有小毒。

归经：归肝、肾经。

功效：活血消肿，定痛止血。

主治：跌扑损伤，痈疽肿毒，创伤出血。

本品为氧化物类矿物金红石族软锰矿石，主含二氧化锰（MnO_2）。

《开宝本草》：味甘，平。主金疮折伤内损，止痛，生肌肉。出大食国，生于石上，状如黑石炭。番人以油炼如黳石，嚼之如锡。

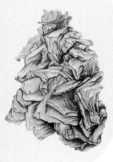

云母屏开，珍珠帘闭，防风吹散沉香。离情抑郁，金缕织流黄，柏影桂枝交映，从容起、弄水银塘。连翘首，惊过半夏，凉透薄荷裳。常山夜，梦宿沙场。早已轻粉黛，独活空房。欲续断弦未得，乌头白、最苦参商。当归也！茱萸熟，地老菊花荒。

——南宋·辛弃疾《满庭芳》

云母石

性味：甘，平。

归经：归肺、脾、膀胱经。

功效：下气，补中，敛疮，止血。

主治：虚喘，惊悸，癫痫，痈疽疮毒，金疮出血。

本品为硅酸盐类矿物云母族白云母，主含含水硅铝酸钾〔$KAl(AlSi_3O_{10})(OH)_2$〕。

《神农本草经》：云母，味甘，平。主身皮死肌，中风寒热，如在车船上，除邪气，安五脏，益子精，明目。久服轻身延年。一名云珠，一名云华，一名云英，一名云液，一名云沙，一名磷石。生山谷。

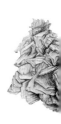

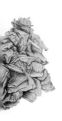

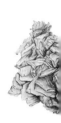

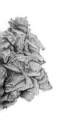

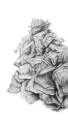

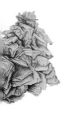

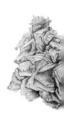

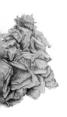

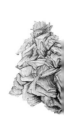

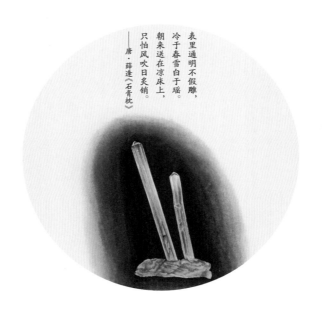

表里通明不假雕，
冷于春雪白于瑶。
朝来送在凉床上，
只怕风吹日炙销。
——唐·薛逢《石膏枕》

石膏

性味：甘、辛，大寒。

归经：归肺、胃经。

功效：清热泻火，除烦止渴。

主治：外感热病，高热烦渴，肺热喘咳，胃火亢盛，头痛，牙痛。

本品为硫酸盐类矿物石膏族石膏，主含含水硫酸钙（$CaSO_4 \cdot 2H_2O$）。

《神农本草经》：石膏，味辛，微寒。主中风寒热，心下逆气惊喘，口干苦焦，不能息，腹中坚痛，除邪鬼，产乳，金创。生山谷。

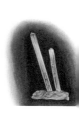

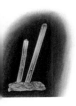

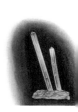

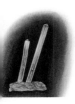

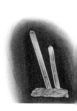

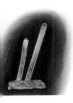

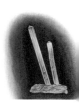

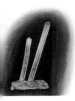

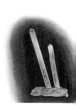

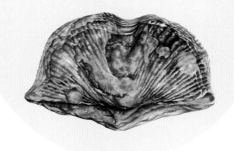

零陵飞雨燕随风，
起死回生谬误同。
龙骨珍珠皆俗物，
此君更把热淋通。
——当代·程勇《石燕》

石燕

性味：咸，凉。

归经：归肾、膀胱经。

功效：清湿热，利小便，退目翳。

主治：目生障翳，小便不利，淋病，白带，肠风痔漏。

本品为古代腕足类石燕科动物中华弓石燕 *Cyrtiospirifer sinensis* Grabau 与戴维逊穹石燕 *Cyrtiopsis davidsoni* Grabau 及多种近缘动物的化石。

《唐本草》：石燕，永州祁阳县西北百一十五里大岗上，掘丈余取之，形如蚶而坚重如石。以水煮汁饮之，主淋。

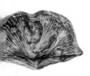

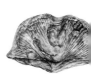

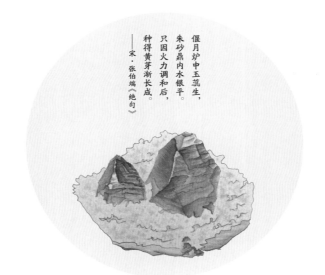

偃月炉中玉蕊生，
朱砂鼎内水银平。
只因火力调和后，
种得黄芽渐长成。
——宋·张伯端《绝句》

朱砂

性味：甘，微寒；有毒。

归经：归心经。

功效：清心镇惊，安神，明目，解毒。

主治：心悸易惊，失眠多梦，癫痫发狂，小儿惊风，视物昏花，口疮，喉痹，疮疡肿毒。

本品为硫化物类矿物辰砂族辰砂，主含硫化汞（HgS）。

《神农本草经》：丹沙，味甘，微寒。主身体五脏百病，养精神，安魂魄，益气，明目，杀精魅邪恶鬼。久服通神明，不老。能化为汞。生山谷。

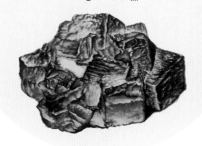

浪荡子，常有自然铜。鼎
内朱砂烹炼就，天仙子入
白云中。蝉壳显山佣。
——元·马钰《望蓬莱十七
首首化姚玹》

自然铜

性味：辛，平。

归经：归肝经。

功效：散瘀止痛，续筋接骨。

主治：跌打损伤，筋骨折伤，瘀肿疼痛。

本品为硫化物类矿物黄铁矿族黄铁矿，主含
二硫化铁（FeS_2）。

《日华子本草》：自然铜，凉，排脓，消瘀血，续
筋骨。治产后血邪，安心，止惊悸。

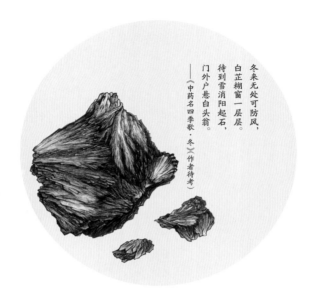

冬来无处可防风，
白芷糊窗一层层。
待到雪消阳起石，
门外户悬白头翁。
——《中药名四季歌·冬》(作者待考)

阳起石

性味：咸，微温。

归经：归肾经。

功效：温肾助阳。

主治：阳痿，妇女子宫久冷，腰膝酸软。

本品为硅酸盐类矿物角闪石族透闪石，主含
含水硅酸钙镁〔$Ca_2Mg_5(Si_4O_{11})_2(OH)_2$〕。

《神农本草经》：阳起石，味咸，微温。主崩中
漏下，破子脏中血，癥瘕结气，寒热腹痛，无
子，阴痿不起，补不足。一名白石。生山谷。

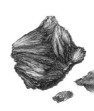

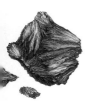

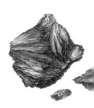

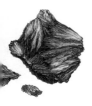

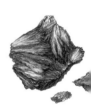

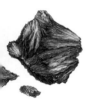

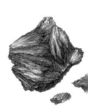

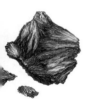

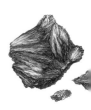

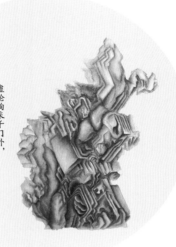

虚轮绚采千门外，
窗眼渗光金箔碎。
渴龙滴水续铜壶，
檐马呼风摇玉佩。
——宋·许玠《汉宫春夜》

金箔

性味：辛、苦，平。
归经：归心、肝、肺经。
功效：镇心，安神，解毒，平肝。
主治：惊痫，癫狂，心悸，疮毒。

本品为用黄金（Au）锤成的纸状薄片。
《本草蒙筌》：金箔，除邪杀毒，却热驱烦，安魂魄，养精神，坚骨髓，和血脉，禁癫狂疾走，止惊悸风痫，幼科药作锭丸，必资此以为衣饰。

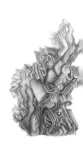

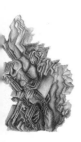

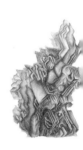

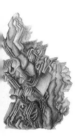

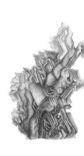

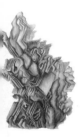

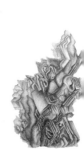

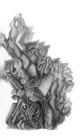

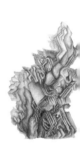

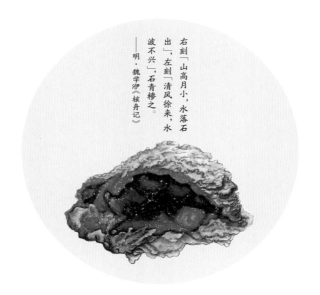

右刻「山高月小，水落石出」，左刻「清风徐来，水波不兴」，石青糁之。

——明·魏学洢《核舟记》

扁青

性味：酸、咸，平；有毒。

归经：归肝经。

功效：涌吐风痰，明目，解毒。

主治：癫痫，惊风，痰涎壅盛，目翳，痈肿。

本品为碳酸盐类矿物蓝铜矿的矿石，主含碱式碳酸铜〔$2CuCO_3 \cdot Cu(OH)_2$〕。

《神农本草经》：扁青，味甘，平。主目痛，明目，折跌，痈肿，金创不瘳，破积聚，解毒气，利精神。久服轻身不老。生山谷。

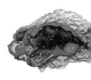

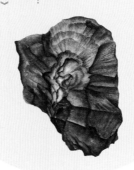

本自无心落市朝，
不妨随处狎渔樵。
螺青点出暮山色，
石绿染成春浦潮。
县驿下时人语闹，
寺楼倚处客魂消。
流年不贷君知否？
素扇圆圆又可摇。
——宋·陆游《旅游》

绿青

性味：酸，寒；有毒。
归经：归肝经。
功效：催吐祛痰，镇惊，敛疮。
主治：风痰壅塞，眩晕昏仆，痰迷惊痫，疳疮。

本品为碳酸盐类矿物孔雀石的矿石。主成分为碱式碳酸铜〔$CuCO_3 \cdot Cu(OH)_2$〕。
《名医别录》：绿青，即用画绿色者，亦出空青中相带挟。今画工呼为碧青，而呼空青作绿青，正反矣。

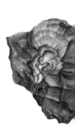

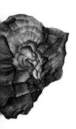

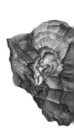

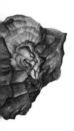

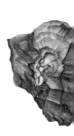

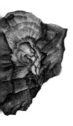

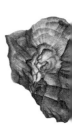

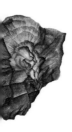

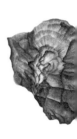

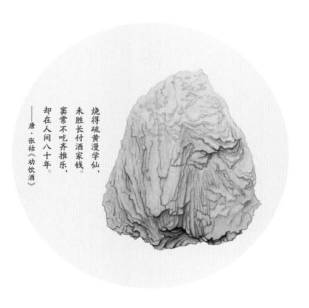

烧得硫黄漫学仙，
未胜长付酒家钱。
窦常不吃齐推乐，
却在人间八十年。
——唐·张祜《劝饮酒》

硫黄

性味：酸，温。

归经：归肾、大肠经。

功效：外用解毒杀虫疗疮；内服补火助阳通便。

主治：外治用于疥癣，秃疮，阴疽恶疮；内服用于阳痿足冷，虚喘冷哮，虚寒便秘。

本品为自然元素类矿物硫族自然硫（S）。

《神农本草经》：石流黄，味酸，温。主妇人阴蚀，疽痔恶血，坚筋骨，除头秃，能化金银铜铁奇物。生山谷。

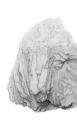

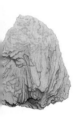

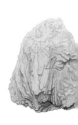

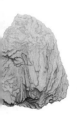

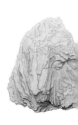

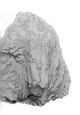

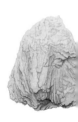

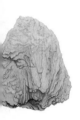

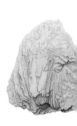

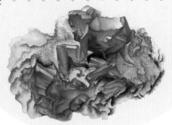

巴蛇千种毒，其最鼻褰蛇
掉舌翻红焰，盘身瘿白花
喷人竖毛发，饮浪沸泥沙
欲学叔敖瘗，其如多似麻
越岭南滨海，武都西隐戎
雄黄假名石，鹝鸟远难笼
讵有蹔肠计，应无破脑功
巴山昼昏黑，妖雾毒濛濛
汉帝斩蛇剑，晋时烧上天
自兹繁巨蟒，往往寿千年
白昼遮长道，青溪蒸毒烟
战龙苍海外，平地血浮船
——唐·元稹《虫豸诗·巴蛇》

雄黄

性味：辛，温；有毒。

归经：归肝、大肠经。

功效：解毒杀虫，燥湿祛痰，截疟。

主治：痈肿疔疮，蛇虫咬伤，虫积腹痛，惊痫，疟疾。

本品为硫化物类矿物雄黄族雄黄，主含二硫化二砷（As_2S_2）。

《神农本草经》：雄黄，味苦，平、寒。主寒热，鼠瘘，恶疮，疽痔，死肌，杀精物、恶鬼、邪气、百虫毒，胜五兵。炼食之，轻身神仙。一名黄食石。生山谷。

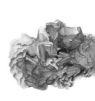

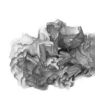

学文二十年，语气殊未成
所以文房中，四谱无一精
岂不愿收贮，恐窃好事名
自愧中橘然，敢假外物荣
前日下秘阁，谒公来西城
公常顾遇厚，待以为墨卿
延之吐佳论，出口无杂声
语次座上物，砚有紫石英
云在岭使得，渠常美其评
因取手自封，见授嘱所擎
仓皇捧以拜，其喜怀抱盈
归来示家人，众目欢且惊
言并我所有，瓦砾而瑶琼

——宋·文同《谢杨侍读惠端溪紫石砚》

紫石英

性味：甘，温。

归经：归心、肺经。

功效：温肾暖宫，镇心安神，温肺平喘。

主治：肾阳亏虚，宫冷不孕，惊悸不安，失眠多梦，虚寒咳喘。

本品为氟化物类矿物萤石族萤石，主含氟化钙（CaF_2）。

《神农本草经》：紫石英，味甘，温。主心腹咳逆邪气；补不足，女子风寒在子宫，绝孕十年无子。久服温中，轻身延年。生山谷。

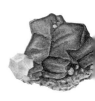

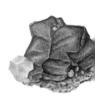

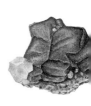

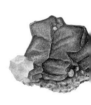

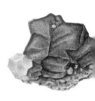

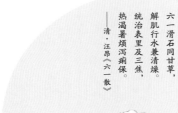

六一滑石同甘草，
解肌行水兼清燥。
统治表里及三焦，
热渴暑烦泻痢保。
——清·江昂《六一散》

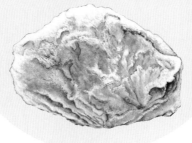

滑石

性味：甘、淡，寒。

归经：归膀胱、肺、胃经。

功效：利尿通淋，清热解暑；外用祛湿敛疮。

主治：热淋，石淋，尿热涩痛，暑湿烦渴，湿热水泻；外治湿疹，湿疮腐子。

本品为硅酸盐类矿物滑石族滑石，主含含水硅酸镁〔$Mg_3(Si_4O_{10})(OH)_2$〕。

《神农本草经》：滑石，味甘，寒。主身热泄澼，女子乳难，癃闭，利小便，荡胃中积聚寒热，益精气。久服，轻身，耐饥，长年。生山谷。

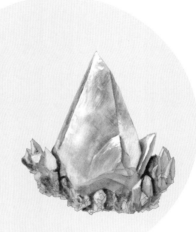

破故纸，缀袄可防风。坐卧不愁寒水石，雪中敢采麦门冬。从此得苁蓉。

——元·马钰《望蓬莱十七首首化姚珫》

寒水石

性味：辛、咸，大寒。

归经：归心、胃、肾经。

功效：清热降火，利窍，消肿。

主治：时行热病，积热烦渴，吐泻，水肿，尿闭，齿衄，丹毒，烫伤。

本品为碳酸盐类矿物方解石族方解石矿石，主含碳酸钙（$CaCO_3$）。

《神农本草经》：凝水石，味辛，寒。主身热，腹中积聚，邪气，皮中如火烧，烦满，水饮之。久服不饥。一名白水石。生山谷。

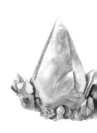

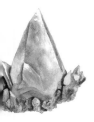

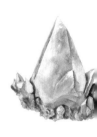

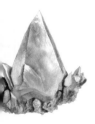

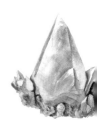

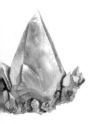

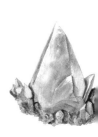

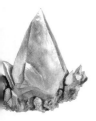

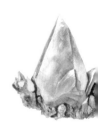

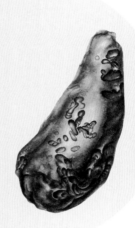

天开石破道雷公，
擅治儿惊羊角风。
物以珍稀多鉴赏，
桃符空磨叹方穷。

——当代·程勇《雷公墨》

雷公墨

性味：甘，温；无毒。

归经：归肾、心、大肠经。

功效：镇惊安神，收涩止泻。

主治：小儿惊痫，泄利。

中国雷琼地区的雷公墨属于亚澳散布区的玻璃陨石，主要含二氧化硅、氧化铝和铁氧化合物（SiO_2、Al_2O_3 和 FeO_X）。

《本草纲目》：雷墨，主治小儿惊痫邪魅诸病，以桃符汤磨服即安。

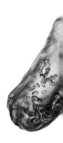

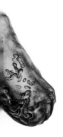

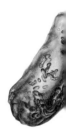

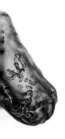

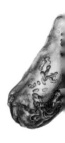

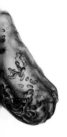

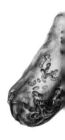

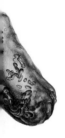

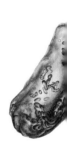

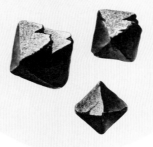

磁石引铁金不连，
饵可得鱼龙不吞。
蜡载虽妍不可刺，
明珠虽贵不可餐。

——明·王廷陈《行路难》

磁石

性味：咸，寒。

归经：归肝、心、肾经。

功效：镇惊安神，平肝潜阳，聪耳明目，纳气平喘。

主治：惊悸失眠，头晕目眩，视物昏花，耳鸣耳聋，肾虚气喘。

本品为氧化物类矿物尖晶石族磁铁矿，主含四氧化三铁（Fe_3O_4）。

《神农本草经》：慈石，味辛，寒。主周密风湿，肢节中痛，不可持物，洗洗酸消，除大热烦满及耳聋。一名元石。生山谷。

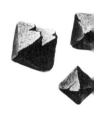

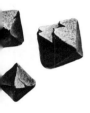

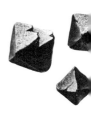

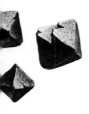

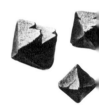

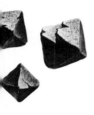

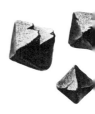

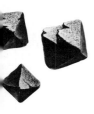

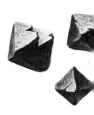

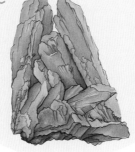

承平未必便无忧，
安若忘危非善谋。
题品人材凭雅诮，
雌黄时事用风流。
有刀难剞刜公间腹，
无木可枭元海头。
祸在夕阳亭一句，
上东门啸浪悠悠。
——宋·邵雍《观四晋吟》

雌黄

性味：辛，平；有毒。

归经：归肝、大肠经。

功效：燥湿，杀虫，解毒，疗疮。

主治：疥癣恶疮，蛇虫咬伤，癫痫，寒痰咳喘，虫积腹痛。

本品为雄黄矿石中选取黄色有珍珠样光泽质较松的矿石，主含三硫化二砷（As_2S_3）。

《神农本草经》：雌黄，味辛，平。主恶创头秃痂疥，杀毒虫虱，身痒，邪气、诸毒。炼之久服，轻身，增年不老。生山谷。

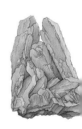

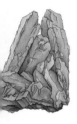

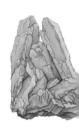

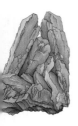

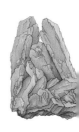

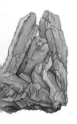

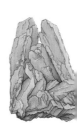

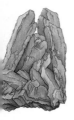

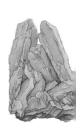

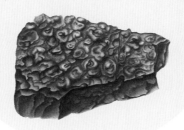

世传灵渠自秦始，
南引漓江会湘水。
楚山忧赭石畏鞭，
凿崖通堑三百里。
篙师安知有史录，
割牲沈币祀渎鬼。
我舟阁浅怀若人，
要是天下奇男子。
只今渠废无人修，
嗟乎秦吏未易訾。

——宋·刘克庄《铧觜》

赭石

性味：苦，寒。

归经：归肝、心、肺、胃经。

功效：平肝潜阳，重镇降逆，凉血止血。

主治：眩晕耳鸣，呕吐，噫气，呃逆，喘息，吐血，衄血，崩漏下血。

本品为氧化物类矿物刚玉族赤铁矿，主含三氧化二铁（Fe_2O_3）。

《神农本草经》：代赭，味苦，寒。主鬼疰；贼风；蛊毒；杀精物恶鬼；腹中毒邪气，女子赤沃漏下。一名须丸。生山谷。